AF321835

ASSOCIATION FRANÇAISE

POUR

L'AVANCEMENT DES SCIENCES

CONGRÈS DE NANTES

1875

M ________________________

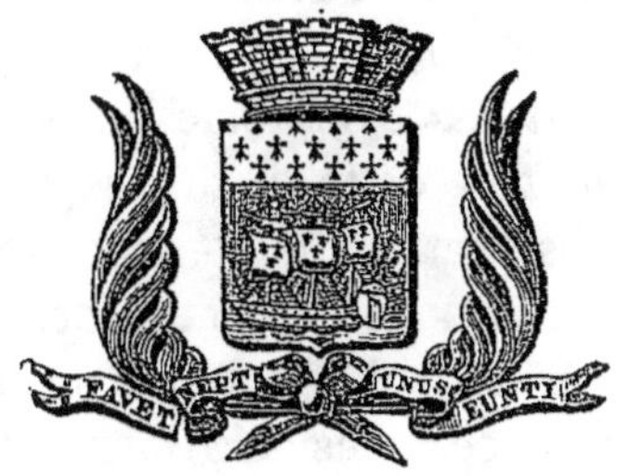

PARIS

AU SECRÉTARIAT DE L'ASSOCIATION

76, rue de Rennes.

Association Française pour l'avancement des Sciences

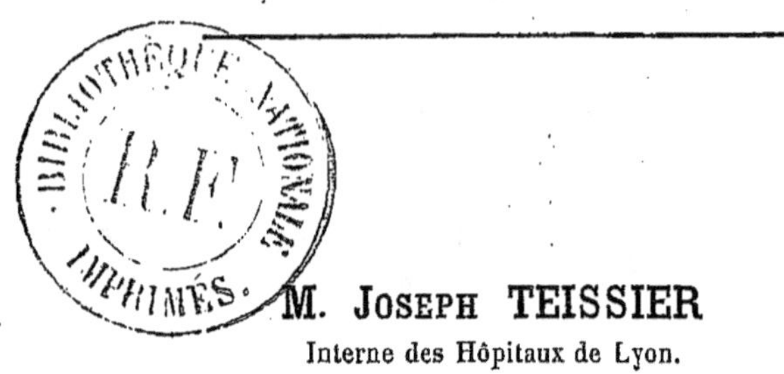

M. Joseph TEISSIER

Interne des Hôpitaux de Lyon.

RECHERCHES COMPARÉES SUR L'ÉLIMINATION DES PHOSPHATES DANS LA CHLOROSE VRAIE ET LA PHTHISIE COMMENÇANTE

— Séance du 21 août 1875. —

Dans une note lue il y a quelques mois à la Société de médecine de Lyon, nous avons essayé d'établir l'existence d'une maladie nouvelle présentant avec le diabète sucré une frappante analogie.

Cette maladie offre en effet tous les symptômes principaux de la glycosurie : amaigrissement, polyurie, polydipsie, polyphagie même, mais au lieu de se traduire par la présence du sucre dans les urines, elle se signale par une excrétion parfois énorme de phosphates terreux.

Et non-seulement ses symptômes, mais encore ses complications, rapprochent du diabète cette singulière affection. Nous avons en effet relaté plusieurs observations d'altérations profondes du fond de l'œil, et entre autres trois faits de fonte de la cornée, à la suite de l'opération de la cataracte chez des sujets atteints de la maladie.

C'est en raison de ces considérations que nous avons proposé de lui donner le nom de *polyurie* ou de *diabète phosphatique*.

Plus nous avançons dans nos recherches, plus notre conviction s'affermit, plus l'existence d'un véritable diabète phosphatique s'impose à nous. Ses rapports mêmes avec la glycosurie nous paraissent moins obscurs. Et si nous n'étions pas résolu à rester en dehors de tout ce qui peut ressembler à une hypothèse, nous dirions que cet état, qui existe généralement d'emblée, mais qui constitue parfois la période ultime du diabète sucré, tient probablement, dans ce dernier cas, à la fermentation lactique du glycose qui circule dans le sang du diabétique, transformation qui expliquerait la disparition du sucre et la présence exagérée des phosphates dans les urines de ces malades. Toutefois nos expériences ne sont pas encore assez solidement établies pour que nous venions formuler ici une semblable affirmation.

Ce n'est pas du diabète phosphatique qu'il sera question dans ce travail. Laissant de côté ce point nouveau de pathogénie, sans nous éloigner pourtant de la question de l'élimination des phosphates, question qui, à nos yeux, prend tous les jours une importance plus grande, nous nous occuperons aujourd'hui d'un autre point de cet intéressant problème, à savoir, de ce qui touche à l'excrétion de l'acide phosphorique considérée dans la chlorose vraie, et dans cette forme de chloro-anémie, voilant si souvent la phthisie pulmonaire et à laquelle Trousseau a donné le nom de pseudo-chlorose.

Amené par la nature de nos recherches à examiner les urines d'un grand nombre de malades, nous avons eu sous les yeux le résultat de l'analyse de l'excrétion urinaire d'une foule de chlorotiques et de phthisiques. Or, un fait nous a constamment frappé, c'est celui-ci : *Diminution constante des proportions des principes phosphorés chez les chlorotiques vraies ; augmentation, au contraire, chez les chlorotiques tournant à la tuberculose et chez les phthisiques au premier degré.*

La clinique ayant corroboré d'une façon indéniable les données de la statistique, nous avons pensé que ces résultats pourraient être d'un utile secours pour éclairer la séméiologie et le pronostic de ces affections, et nous croyons ne pas trop nous avancer en disant :

1° *Toute chlorotique qui, sans être soumise à un régime très-animalisé, présente, même si elle maigrit, une diminution dans l'excrétion des phosphates, ne tournera probablement pas à la phthisie pulmonaire.*

2° *Toute chlorotique qui, abstraction faite aussi de l'influence du régime, présentera une augmentation des principes phosphorés, a de grandes chances pour devenir phthisique.*

C'est à démontrer ces deux propositions que nous allons nous attacher.

Et d'abord, établissons d'une manière irréfragable cette augmentation d'élimination des phosphates dans la phthisie pulmonaire et leur diminution dans la chlorose.

Nous avons réuni dans deux tableaux comparatifs une nombre égal de phthisies initiales et de chloroses. Nous avons noté succinctement mais avec soin les principaux symptômes éprouvés par les malades, et en regard, nous avons indiqué le résultat de l'analyse des urines, leur densité et leur richesse en principes phosphorés. Or, il résulte de ces tableaux, qu'au lieu de présenter les proportions normales de 2 à 3 gr. par litre pour les phosphates terreux, et de 1 gr. 50 à 2 gr. pour l'acide phosphorique ; chez les phthisiques de la première période, les phosphates terreux éliminés ont varié de 3 gr. à 6 gr. 30, et l'acide phosphorique de 2 gr. à 3 gr. 10 ; tandis que chez les chlorotiques, les phosphates terreux ont oscillé entre des traces et 1 gr. 40, et l'acide phosphorique de 0 gr. 20 à 1 gr. 25.

Une pratique de 250 explorations au moins, une série d'épreuves et de contre-épreuves ayant constamment abouti aux mêmes résultats, nous avons dû les considérer comme l'expression exacte de la vérité. Car on ne peut incriminer ici ni notre mode d'analyse, ni notre méthode d'observation ; presque toujours les urines ont été trouvées acides, et les phosphates n'ont pu se précipiter spontanément. Du reste, elles ont été recueillies toujours à l'émission, et nous n'avons opéré que sur des urines du matin, afin de nous mettre à l'abri de l'influence de la digestion.

D'après nos recherches, l'augmentation d'excrétion des phosphates dans la phthisie pulmonaire est un fait constant, qui ne peut être mis en doute. Elle ne saurait d'ailleurs surprendre, car elle a déjà été admise par quelques auteurs. Longet l'a signalée, et le docteur Errico de Renzi, cité par MM. Paquelin et Joly, avance que le caractère le plus fréquent de l'urine des phthisiques consiste dans la présence d'une grande quantité de phosphates calcaires. Les faits nombreux recueillis par nous viennent à l'appui de cette assertion.

Mais il faut ajouter une restriction. Les urines des phthisiques sont trop riches en phosphates, cela est incontestable, mais seulement dans les premières périodes de la maladie. Car à mesure que l'on avance vers le terme fatal, les phosphates diminuent progressivement ; ce qui résulte de plus de quarante observations ; à moins toutefois qu'on ait affaire à des sujets rachitiques, à des glycosuriques, ou encore à des phosphaturiques atteints de phthisie pulmonaire.

Quant à la diminution d'élimination des phosphates chez les chlorotiques, qui ressort avec la même évidence de nos tableaux, elle paraît être d'abord en contradiction avec quelques faits connus dans la science, et publiés par des hommes dont le nom fait autorité. Car, tandis que nous n'avons pas encore rencontré, dans la chlorose vraie, une proportion de phosphates dépassant 1 gr. 40.., M. le professeur agrégé C. Bouchard rapporte un fait où l'élimination de l'acide phosphorique a été portée à 4 gr. 50 en 24 heures. Mais cette divergence n'est qu'apparente, et tient sans doute à des circonstances particulières, à l'influence du régime, peut-être aussi à l'imminence de la phthisie pulmonaire, de sorte que l'exactitude de nos résultats n'en subit aucune atteinte.

Ces faits établis, voyons maintenant, pour démontrer plus complétement encore la justesse de nos propositions, si dans les cas douteux où la nature de la chlorose était mal dessinée, la marche ultérieure de la maladie n'est pas venue confirmer d'une façon éclatante le pronostic fondé de prime abord sur l'examen des urines.

Les observations que j'ai recueillies le prouvent surabondamment. Je n'ai pas l'intention d'énumérer ici toutes celles que j'ai eues entre les mains; un semblable exposé serait par trop aride, je me propose simplement d'en résumer quelques-unes qui par leur opposition frappante rendront plus saisissant encore le fait que je veux prouver.

La première a trait à une malade que je connais depuis plus de quatre ans, entrée à cette époque à la clinique de l'Hôtel-Dieu (service de M. le professeur Teissier), où j'étais alors externe. La malade fut examinée avec le plus grand soin; elle présentait bien tous les signes habituels de la chlorose : décoloration des muqueuses, souffles cardiaque et vasculaire, gastralgie, névralgies, etc.; mais elle avait aussi un peu de rudesse de la respiration aux sommets, et je me rappelle qu'en la faisant ausculter à ses élèves, mon père les engageait à se méfier de ces formes insidieuses de chlorose qui aboutissent souvent à la tuberculisation. Au bout de quelques semaines, la malade sortait très-améliorée, si bien qu'elle entra dans une communauté religieuse, où elle ne devait s'épargner ni les privations, ni les fatigues. Il y a trois mois, cette malade, souffrant des mêmes malaises qui l'avaient fait entrer une première fois dans les salles, revint à l'Hôtel-Dieu, je l'auscultai alors avec la plus grande attention, et il me fut impossible de découvrir aucun signe réel de tuberculose commençante.

Je pratiquai enfin l'examen de ses urines, il est relaté, à propos de l'obs. 23 du tableau n° 2, et il peut se résumer ainsi : urines rares, aqueuses, D = 1008. Acide phosphorique 1,25, c'est-à-dire notablement au dessous des proportions normales.

Or, il est certain que chez cette femme, qui s'est livrée depuis 4 ans à une vie laborieuse, qui n'a pas eu une nourriture suffisamment réparatrice, on aurait vu la tuberculose s'affirmer par des signes plus évidents, si elle en avait porté en elle le germe.

Depuis trois mois que nous l'observons tous les jours, ses organes respiratoires ne s'altèrent pas, il n'y a jamais eu d'hémoptysie; au contraire, l'état général s'améliore progressivement, et nul doute pour nous que dans quelques semaines elle ne ressorte aussi vaillante qu'elle l'était après son premier séjour à l'hôpital.

Cependant, il y a 15 jours à peine, en dosant une dernière fois l'acide phosphorique dans ses urines, au lieu du chiffre de 1 gr. 25 que nous constations à l'entrée, nous avons été étonné de rencontrer celui de

2 gr. Etait-ce donc que le pronostic allait devenir plus sombre, et que notre malade allait être condamnée à subir l'évolution tuberculeuse ? nous ne le pensons pas. La toux est nulle, pas la moindre sueur la nuit, pas l'ombre de mouvement fébrile le soir; les digestions sont plus faciles, les forces renaissent. Cette augmentation qui tout d'abord, nous donna quelque appréhension, put au contraire être considérée comme un témoignage de retour à la santé; et comme cette élévation a été assez brusque, nous croyons pouvoir la rapporter aussi en partie au régime suivi dans ces derniers temps par la malade : l'usage de la viande crue. Nous aurons en effet à établir dans un instant l'influence d'un régime très-animalisé sur l'élimination des phosphates.

Mais voici une observation où les faits se présentent dans un rapport inverse :

C'est celle d'une jeune fille entrée il y a 3 mois dans les salles, et offrant à ce moment des symptômes de chlorose, pour lesquels on fit le diagnostic de chloro-anémie, peut-être symptomatique d'une phthisie au début. En effet, il y avait des signes de gastralgie, des névralgies faciales et intercostales, de la pâleur, des souffles vasculaires, etc.; mais à côté de cela, on constatait un peu de submatité au sommet gauche, avec un certain degré de bronchophonie.

A cette époque, les urines, en quantité assez abondante, avaient une densité de 1,030, et l'acide phosphorique comptait 1 gr. 65 par litre.

Le 8 août, cette malade eut une hémoptysie (c'était la première). A partir de ce moment, elle fut examinée attentivement tous les jours, et le 12, on pouvait entendre, dans la fosse susépineuse du côté gauche, c'est-à-dire dans le point déjà reconnu suspect, de petites crépitations sèches. Alors l'acide phosphorique atteignait 2 gr. par litre, chiffre assez élevé si l'on tient compte de la quantité des urines et du régime suivi par la malade, celui-ci étant très-pauvre en substances animales.

Enfin, j'observe encore en ce moment-ci une jeune malade, entrée depuis plusieurs mois à l'Hôtel-Dieu, avec des signes de tuberculose douteuse; elle présente en outre des symptômes de diabète, mais sans glycose, avec une excrétion de 10 gr. d'acide phosphorique en vingt-quatre heures. Depuis quelques jours, des hémoptysies ont apparu, et l'on peut constater aujourd'hui des signes évidents d'induration pulmonaire. Mais je ne veux pas insister sur ce fait, qui entre dans une catégorie tout à fait spéciale.

Bornons-nous donc à faire ressortir le contraste que font entre elles nos deux premières malades. Chez la première, chlorose, pas d'altération pulmonaire, mais diminution dans l'élimination des phosphates. Chez la seconde, chlorose aussi, mais avec tuberculisation commençante, augmentation dans l'excrétion des phosphates. Certes, ces faits méritent d'être pris en considération.

Nous avons dit, dans les propositions énoncées plus haut, qu'il fallait tenir compte, sous peine de s'exposer à des erreurs d'interprétation des phénomènes, du régime suivi par les malades, et nous avons fait jouer à cette considération, dans les observations que nous venons de citer, un rôle assez important.

En effet, l'usage d'une alimentation très-animalisée a, sur la production des phosphates, une influence assez marquée, pour que j'entre à ce sujet dans quelques développements.

Lehmann, le premier, a indiqué qu'un régime très-animalisé pouvait faire monter jusqu'à trois grammes la somme des phosphates terreux éliminés en vingt-quatre heures. Mais il n'y avait là qu'une simple indication que nous avons voulu vérifier nous-même expérimentalement. Or, voici dans quelles conditions nous avons pratiqué notre expérience. Après avoir dosé pendant sept jours consécutifs nos propres urines, à différentes heures de la journée, nous sommes arrivé à établir, comme moyenne de notre excrétion urinaire, les chiffres suivants :

Quantité émise en vingt-quatre heures.....	1400
Densité.................................	1025
Acide phosphorique......................	3.25
Urée....................................	26

Partant de ces données, nous nous sommes soumis à un régime exclusivement animal ; nous nous sommes nourri avec un kilog. de viande aussi peu cuite que possible, désossée et dégraissée ; mangeant à peine cent grammes de pain, pour vaincre le dégoût que nous éprouvions, et supprimant aussi, dans notre alimentation, toute substance hydro-carburée, jusqu'au sucre, pour opérer dans des conditions aussi exactes que possible.

Ce régime a été continué pendant cinq jours, terme auquel, après avoir constaté d'abord une diminution de notre poids de 825 grammes, nous avons reconnu dans nos urines le changement que voici :

Quantité...............	1600	au lieu de	1400
Densité................	1031	— —	1025
Acide phosphorique.....	7.20	— —	3.25
Urée...................	38	— —	26

Ainsi, nous ne pouvions douter que le régime animal n'ait sur la production des phosphates une influence considérable.

Les oscillations subies par ces différents éléments sont mathématiquement représentées par nos tracés. Les deux premiers montrent le pouls et la température marchant parallèlement l'un à l'autre. L'élévation indiquée pour les deux premiers jours coïncide avec un certain degré d'excitation et de fatigue qui a suivi le commencement de l'expérience. Le troisième tracé représente la quantité des urines émises variant exactement en sens inverse du quatrième, qui est affecté à la marche de la densité. Mais celui-ci a les rapports les plus frappants avec le tracé n° 6, qui représente les variations de l'urée. Enfin le tracé n° 5 est destiné à indiquer les oscillations de l'acide phosphorique.

De prime abord, on pourrait croire à une diminution des phosphates sous l'influence du régime. Mais il n'y a là de contradiction qu'en apparence. En effet, si les deux premiers jours, l'acide phosphorique semble être tombé de 3 gr. 60 à 2 gr. 60 d'abord, puis à 3 gr. 10, nous pensons néanmoins que la porportion notée est une proportion exagérée, par la raison que nos urines étaient, par suite du régime animal, d'une pauvreté excessive en phosphates de potasse et de soude et que le chiffre de 3 gr. 10 représente presque uniquement des phosphates terreux. Or, si l'on réfléchit que les phosphates alcalins entrent pour près des deux tiers dans la somme des phosphates contenus normalement dans les urines, on peut juger qu'au point de vue absolu, nos urines étaient trop chargées en acide phosphorique.

Le troisième jour, nous nous sommes nourri exclusivement avec de la viande de veau, chair musculaire qui, suivant les analyses de J. Guyot, est la plus riche en principes phosphorés, mais qui contient, par contre, moins de principes azotés que la viande de bœuf et de mouton. Le lendemain de l'expérience, nous notions dans nos urines une diminution notable de l'urée; mais ce ne fut que le surlendemain que la ligne représentant l'acide phosphorique éliminé fit une ascension correspondante. D'où nous devons conclure que les phosphates s'éliminent moins vite que l'urée, qu'ils s'accumulent en quelque sorte dans l'organisme, et qu'ils ne varient pas toujours en sens direct de l'élimination des principes azotés, comme les auteurs l'ont prétendu jusqu'à présent.

Reconnaissons, pour ne pas trop prolonger cette petite digression, l'influence du régime animal sur la production et l'élimination des phosphates, et tirons-en les conséquences qu'elle implique, c'est-à-dire que les malades soumis à un régime très-animalisé, à l'usage de la viande crue par exemple, doivent nécessairement présenter dans leurs urines une augmentation dans les proportions des phosphates excrétés. La malade qui a fait le sujet de notre première observation était précisément dans ce cas. Et c'est pour cela que l'augmentation, notée à l'époque où elle mangeait une plus grande quantité de viande, ne présentait pas les dangers que nous avions cru devoir redouter.

Ces résultats statistiques et cliniques auxquels nous sommes arrivé sont-ils en contradiction avec les données de la physiologie patholo-gique ?

Évidemment non. La simple idée que nous pouvons nous faire de la nature de la chlorose et de la phthisie pulmonaire jette sur ces recher-ches un semblant de probabilité qui touche presque à l'évidence. Comment, en effet, se présentent à nous les malades affectés de phthisie pulmonaire ? Ce sont des êtres affaiblis, sans puissance musculaire, que le moindre effort abat ; des individus minés par une fièvre presque continue, qui, chaque soir, vient activer toutes les combustions organiques. Quoi d'étonnant de retrouver alors dans leurs urines les traces de cette suractivité pathologique. Ajoutez à cela que, le plus souvent, ils recourent *thérapeutiquement* à une nourriture riche et abondante, qui viendra, de son côté, augmenter aussi la somme des principes extractifs qu'on rencontrera dans leurs urines.

Les produits des désassimilations organiques unis aux résidus d'une digestion active sont certainement la source de cette richesse spéciale en éléments organiques et phosphorés qui caractérise les urines des phthisiques. Du reste, ce mot implique lui-même l'idée que nous développons ici. Les phthisiques sont des malades qui se dévorent, pour ainsi dire, eux-mêmes, et à ce titre on peut les assimiler presque à des sujets soumis à un régime suranimalisé.

Chez la chlorotique, au contraire, il y a comme un ralentissement des combustions interstitielles. N'est-ce pas à elle surtout qu'il faudrait appliquer ce mot de M. Bouchard, destiné à expliquer le manque d'é-limination des phosphates chez certaines hystériques : « Il y a chez elles comme un arrêt des actes organiques » ?

Et ceci se comprend aisément, car bon nombre de raisons militent en faveur de cette assertion : absence de fièvre généralement, alimenta-tion bizarre, difficulté et lenteur des digestions. Absence de fièvre ; par conséquent, pas de suractivité des actes organiques, comme chez la phthisique. Alimentation bizarre et digestions difficiles ; par consé-quent, absorption moins considérable des éléments organiques et pho-sphorés. Car, s'il est vrai de dire avec Schiff qu'une alimentation appro-priée est nécessaire à la production de l'acide du suc gastrique ; s'il est vrai d'affirmer, comme MM. Paquelin et Joly l'ont fait récemment dans un mémoire adressé à l'Académie des Sciences, que cet acide est néces-saire à l'absorption des phosphates, qui ne seront assimilés qu'à condi-tion d'avoir été préalablement transformés en phosphates acides ou bi-phosphates, il résulte de tout cela que la pauvreté des urines des chlo-rotiques vraies est un fait qui doit bien peu nous étonner.

Et enfin, quand ces explications ne suffiraient pas, celle qui ressort de la nature même de la chlorose rendrait compte à elle seule de ce ralentissement tout spécial des phénomènes vitaux. N'est-ce pas l'insuffisance globulaire qui caractérise au premier chef cette maladie aux mille formes ? N'est-ce pas aussi l'hématie qui va porter dans tous les tissus les éléments des combustions et des échanges. Or, réduisez-les en nombre et en qualité même (puisque les auteurs s'accordent pour admettre que le phosphate de fer est uniquement fixé dans le sang par le globule rouge) ; vous rétrécirez forcément le champ des actes nutritifs, et diminuerez, en conséquence, les résidus des combustions.

Et ces mêmes considérations rendent compte aussi de ce qui se passe dans les périodes ultimes de la phthisie pulmonaire, périodes dans lesquelles cette excrétion exagérée de phosphates signalés au début de la maladie disparaît. Ruiné par des hémoptysies parfois incoercibles, altéré par un défaut d'hématose, que les lésions pulmonaires expliquent, le sang du phthisique qui va mourir n'a plus sa quantité ni sa qualité d'hématies normales ; et rien de plus rationnel alors que de constater chez lui, comme dans la chlorose, une certaine paresse des échanges interstitiels.

Et lors même que les chlorotiques maigrissent, alors même qu'à l'exemple des phthisiques, leurs tissus sembleraient marcher à une désorganisation lente, l'absence de phosphates dans leurs urines n'est pas un fait inexplicable. Pour que l'équilibre soit maintenu dans un tissu vivant, il est de toute nécessité que, chaque jour, de nouveaux éléments nutritifs viennent remplacer les déchets de la veille. Cet apport, comme nous l'avons vu, manque essentiellement dans la chlorose ; il reste au dessous de la dépense, et alors, la chlorotique qui maigrit maigrit parce qu'elle n'a pas à donner à son système musculaire les éléments nécessaires à son entretien ou à son développement.

Si enfin nous ne craignions pas de toucher à la pathogénie de la chlorose, nous pourrions encore, en tirant les conséquences ultimes de ce défaut d'élimination du phosphore, apporter un argument nouveau contre la théorie qui assignait comme cause à la chlorose non une insuffisance globulaire, mais une destruction exagérée de ces éléments. Si une pareille théorie était fondée, on devrait trouver dans les urines non plus les signes d'un ralentissement, mais les traces d'uns suractivité des phénomènes vitaux.

Mais je n'insiste pas, car j'ai hâte de conclure.

S'il est bien démontré pour nous qu'au début de la phthisie pulmonaire les phosphates sont excrétés en excès ; s'il est vrai aussi que dans la chlorose ils sont éliminés en proportions minimes ; si enfin la clinique confirme par des observations rigoureuses ces caractères tirés de l'examen de la statistique, n'avions-nous pas raison de dire, au début de ce travail, qu'au point de vue du pronostic, on pouvait ajouter une juste importance à la quantité de phosphates excrétés par ces malades auxquelles on donne le nom de chlorotiques, mais pour lesquelles on envisage l'avenir en tremblant. Le médecin qui cherche à s'éclairer dans ces cas si difficiles fera peut-être bon accueil à un signe qui nous paraît présenter un caractère de permanence qui touche presque à la certitude.

Il nous semble que nous avons aussi le droit de supposer que chez les chlorotiques, dans les urines desquelles on a noté une proportion exagérée d'acide phosphorique, on avait eu affaire ou à des malades qui n'avaient pas attiré l'attention du médecin sur le régime qu'elles suivaient, ou, ce qui est peut-être plus juste encore, à des chlorotiques qui devaient plus tard devenir phthisiques. Car je crois pouvoir répéter, en terminant, ma proposition première :

Toute chlorotique qui, sans être soumise à un régime très-animalisé, présente, même si elle maigrit, une diminution dans l'excrétion des phosphates, ne tournera probablement pas à la phthisie pulmonaire.

ASSOCIATION FRANÇAISE
POUR L'AVANCEMENT DES SCIENCES

EXTRAIT DES STATUTS ET RÈGLEMENT

VOTÉS PAR L'ASSEMBLÉE GÉNÉRALE DU 27 AOUT 1874.

STATUTS.

Art. 4. — L'Association se compose de membres fondateurs et de membres ordinaires : les uns et les autres sont admis, sur leur demande, par le Conseil.

Art. 5. — Sont membres fondateurs les personnes qui auront souscrit à une époque quelconque une ou plusieurs parts du capital social : ces parts sont de 500 francs.

Art. 7. — Tous les membres jouissent des mêmes droits. Toutefois les noms des membres fondateurs figurent perpétuellement en tête des listes alphabétiques, et les membres reçoivent gratuitement pendant toute leur vie autant d'exemplaires des publications de l'Association qu'ils ont souscrit de parts du capital social.

RÈGLEMENT.

Art. 1er. — Le taux de la cotisation annuelle des membres non fondateurs est fixé à 20 francs.

Art. 2. — Tout membre a le droit de racheter ses cotisations à venir en versant une fois pour toutes la somme de 200 francs. Il devient ainsi membre à vie.

La liste alphabétique des membres à vie est publiée en tête de chaque volume, immédiatement après la liste des membres fondateurs.

———

Les souscriptions sont reçues :
  Au Secrétariat, 76, rue de Rennes;
  Chez M. Masson, *trésorier*, 17, place de l'École de Médecine.

———

Les souscriptions des membres fondateurs peuvent être versées en une seule fois, ou en deux versements de chacun 250 francs.

Nantes. — Imp. Vincent Forest et Émile Grimaud, place du Commerce, 4.

www.ingramcontent.com/pod-product-compliance
Lightning Source LLC
LaVergne TN
LVHW021111050726
842519LV00005B/1947